AF356508

[Library stamps]

DES
HÉMORRHAGIES UTÉRINES

DUES A LA

RUPTURE DU SINUS CIRCULAIRE

PAR

Le Dr P. BUDIN

Communication faite à la Société Obstétricale de Paris

JUIN 1893

PARIS

BUREAU DES PUBLICATIONS DU *Journal de Médecine de Paris*

35, BOULEVARD HAUSSMANN, 35

1893

DES

HÉMORRHAGIES UTÉRINES

DUES A LA

RUPTURE DU SINUS CIRCULAIRE

BIBLIOTHÈQUE NATIONALE — R F — IMPRIMÉS.

DES

HÉMORRHAGIES UTÉRINES

DUES A LA

RUPTURE DU SINUS CIRCULAIRE

PAR

Le Dr P. BUDIN

Les hémorrhagies qui surviennent pendant la grossesse et l'accouchement, lorsqu'il existe une insertion vicieuse, sont presque constamment considérées comme dues à un décollement plus ou moins étendu du placenta. Cependant, Jacquemier pense que les veines si grosses et si nombreuses qui entourent le placenta en forme de couronne sont souvent le siège unique de la rupture (1).

J. Matthews Duncan, de son côté, a dit : « L'hémorrhagie, dans les derniers mois de la grossesse, lorsque le placenta est prævia, peut se produire de différentes façons. Autant que je sache, on l'a jusqu'ici décrite comme étant seulement le résultat de la sépation du placenta, et l'on a donné beaucoup de théories, toutes erronées à mon sens, pour expliquer le mécanisme de cette séparation. Pour ma part, me fondant en partie sur mes observations personnelles, je crois que ces hémorrhagies surviennent très fréquemment sans qu'il y ait aucun décollement du placenta, quoique, dans quelques cas, sans aucun doute, ce décollement ait lieu. Dans les faits d'hémorrhagie par insertion vicieuse du placenta qu'il m'a été donné d'observer, je n'ai pu trouver sur cet organe les caractères pathologiques qui doivent, à ce que je crois, survenir après un décollement partiel datant d'un ou

____

(1) *Arch. Génér. de Médecine*, 1839, IIIe série, tome V, p. 330 et 331.

plusieurs mois, et dans la très grande majorité des cas que je trouve relatés, il n'est fait aucune mention de ces caractères morbides du placenta. Ces caractères, que je rapporte plus loin, ne sont pas tels qu'ils puissent facilement passer inaperçus, ou que les observateurs puissent les constater sans les décrire.

« Cette variété d'hémorrhagie peut survenir de quatre façons :

« 1° Par la rupture d'un vaisseau utéro-placentaire au niveau ou au-dessus de l'orifice interne de l'utérus ;

« 2° Par la rupture d'un sinus marginal utéro-placentaire dans l'aire de détachement prématuré, spontané, non pas quand l'insertion du placenta est centrale ou qu'il couvre l'orifice interne, mais quand l'un de ses bords siège sur l'orifice interne ou près de lui ;

« 3° Par la séparation partielle du placenta, à la suite d'une cause accidentelle, un choc ou une chute ;

« 4° Par la séparation partielle du placenta, conséquence des contractions utérines qui déterminent une légère dilatation de l'orifice. De tels faits peuvent aussi être décrits comme des cas de fausse-couche qui débute, mais qui s'arrête de très bonne heure » (1).

Les auteurs classiques ne parlent guère ou, pour mieux dire, ne parlent pas des opinions de Jacquemier et de Matthews Duncan. Cependant, dans une thèse très intéressante et très étudiée, publiée en 1890, Mlle Dylion (2), reflétant le sentiment général à cette époque, s'est exprimée ainsi : « Les idées de l'éminent professeur d'Edimbourg n'ont pas eu grand succès, car la clinique ne semble pas montrer comme fréquents les faits qu'il a observés. D'ailleurs, il serait trop facile de les réfuter théoriquement.... »

Depuis un certain temps, nous examinons avec grand soin les placentas recueillis dans mon service de la Charité, et nous avons associé à ces recherches un de mes externes, M. Maksud. Si, dans quelques cas, nous avons constaté un décollement plus ou moins étendu du placenta, caractérisé par ces thromboses récentes ou anciennes sur lesquelles Gendrin a insisté, dans d'autres, au contraire, nous n'avons pu rencontrer aucune altération de ce genre. Voici ces faits :

(1) Sur le mécanisme de l'accouchement normal et pathologique, par J. Matthews Duncan, traduit par le Dr P. Budin, 1876, p. 324.

(2) Insertion vicieuse du placenta. Etude clinique et thérapeutique. Thèse de Paris, 1890.

Observation I, rédigée par M. Maksud. — Résumé. — *Multipare.*
— Hémorrhagie survenant pendant le travail, au moment où
la dilatation est presque complète. — Rupture artificielle des
membranes. — Cessation de l'hémorrhagie. — Accouchement
spontané. — Rupture du sinus circulaire.

La nommée B... (accouchement n° 130, 1893) est une multipare âgée de 35 ans. Des quatre enfants qu'elle a eus à terme, un
seul, le dernier, est actuellement vivant; il a 5 ans. Ses règles re-
montent au mois de mai 1892. Rien de particulier à noter pendant sa grossesse. Le 14 février 1893, au matin, elle perd un peu
de sang et comme cela s'est produit à chacun de ses accouche-

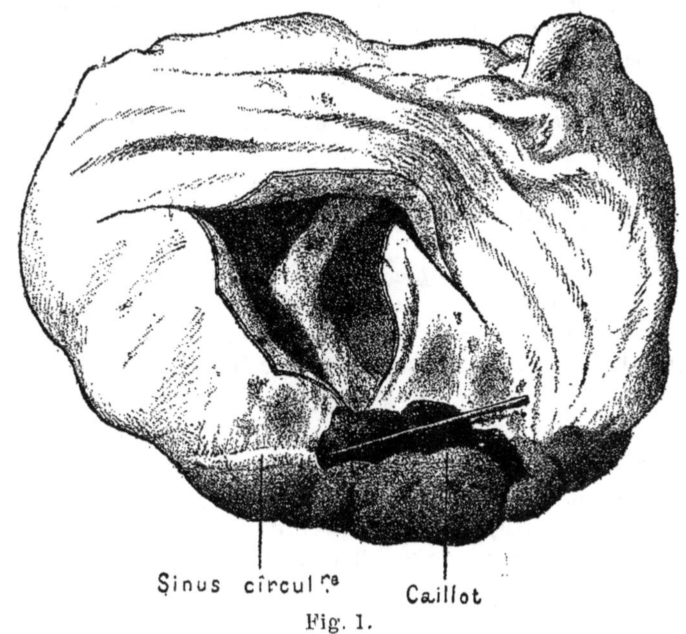

Fig. 1.

ments antérieurs, elle pense qu'elle est en travail et se rend à la
Charité, à 2 heures de l'après-midi. L'enfant se présente par le
sommet, en position gauche.

Vers dix heures et quart du soir, la dilatation étant presque
complète, du sang en quantité assez abondante s'échappe
par les organes génitaux, ce qui fait croire aux personnes de
garde qu'il y a un placenta inséré vicieusement. On ne peut,
par le toucher, sentir aucun cotylédon. On rompt les membranes et l'écoulement sanguin, évalué à 500 grammes environ,

s'arrête complètement. A 11 heures et quart, la tête apparaît à la vulve. A 11 heures et demie, expulsion d'un enfant du sexe masculin, qui pèse 3.570 grammes. Il est pâle, respire mal et crie à peine. On lui fait des frictions avec de l'alcool et des flagellations sur les fesses. A l'aide du doigt, on enlève des mucosités qui obstruent la partie supérieure de l'appareil respiratoire. Les cris deviennent alors de plus en plus forts.

Vingt minutes après, délivrance naturelle, le placenta étant entièrement dans le vagin. Les membranes sont complètes. Leur déchirure est oblique par rapport au bord du placenta. Elle a de 15 à 16 centimètres de longueur et arrive tout près de la circonférence, à un centimètre environ (Voyez Fig. 1). A ce niveau, il existe sur le pourtour du placenta et sur les membranes, un caillot rouge, adhérent, datant du travail et qui mesure de 8 à 9 centimètres de longueur. En soulevant ce caillot et en l'examinant avec soin, on constate de la façon la plus évidente que, libre partout, il se continue en un point par un prolongement dans le sinus circulaire. A ce niveau il y a sur le bord du placenta, recouverte par le caillot, une petite lacune sanguine périphérique s'ouvrant largement dans le sinus. On peut suivre le caillot jusque dans cette cavité où il y a du sang coagulé. Le placenta absolument normal n'offre rien de particulier. Il ne présente aucune trace de décollement des cotylédons. Il a une forme un peu spéciale ; vers sa partie moyenne, il paraît rétréci et se trouve comme divisé en deux portions inégales.

OBSERVATION II. — *Secondipare.* — *Hémorrhagies répétées et abondantes pendant la grossesse.* — *Rupture artificielle des membranes.* — *Cessation de l'hémorrhagie.* — *Accouchement.* — *Aucune trace de décollement du placenta.* — *Hémorrhagies du sinus circulaire.* (Rédigée par M. MAKSUD.)

Mme B.. (accouchement n° 922, 1892), secondipare, est âgée de 30 ans. Ses dernières règles datent du 15 mars 1892. Quelques nausées et vomissements marquèrent le début de la grossesse. Aucun autre incident jusqu'au 14 octobre où, sans cause apparente (Mme B. avait passé une grande partie de la journée debout, mais cela lui arrivait tous les jours), vers 6 heures moins dix du soir, comme elle préparait une injection de morphine pour une malade, elle se sentit brusquement mouillée. Elle venait de perdre beaucoup de sang. Aussitôt elle se rendit dans le service d'accouchement de la Charité. On y constata que l'enfant était vivant et qu'il existait des contractions

utérines. On la mit au repos absolu au lit, on lui donna un lavement laudanisé, puis on lui fit une injection de morphine. L'écoulement sanguin s'arrêta et les contractions utérines disparurent.
Son état devint bientôt très satisfaisant, elle restait couchée presque toute la journée et ne se levait que pendant quelques heures.

Cela dura jusqu'au dimanche 5 novembre. Sa famille venait de
la quitter à 3 heures de l'après-midi quand, étant assise sur sa
chaise, elle perdit tout à coup une grande quantité de sang qui
inonda le parquet. On la mit aussitôt dans son lit et on lui
fit une injection chaude qui parut arrêter l'hémorrhagie. A
partir de ce moment, Mme B. se plaignit de douleurs continues dans le bas-ventre et, par intervalles, elle eut des contractions douloureuses. Malgré le repos et l'injection chaude, une
nouvelle hémorrhagie de 200 grammes à peu près se pro-
duisit. Les contractions utérines étaient fréquentes, subin-
trantes. Les bruits du cœur fœtal étaient bons et l'enfant se
présentait par le sommet, en position occipito-iliaque gauche
transversale. On se demanda si on devait donner à la mère de
l'opium pour arrêter les contractions et tâcher d'obtenir la con-
tinuation de la grossesse jusqu'à terme, ou s'il ne valait pas
mieux rompre de suite les membranes. Dans la crainte qu'un
autre écoulement sanguin plus abondant ne se produisît, on
prit ce dernier parti. Rien en dehors du symptôme hémorrhagie n'autorisait à penser à l'existence d'un placenta vicieusement inséré. On n'avait point constaté d'épaississement
du segment inférieur de l'utérus ; les membranes étaient minces ;
on ne sentait point le bord du placenta. L'orifice externe était
largement béant ; le canal cervical n'avait qu'un centimètre et
demi de hauteur. La partie du col en rapport avec le crâne présentait un orifice très resserré, un diaphragme à bord tranchant.
Les membranes étaient exactement appliquées sur le crâne, on
aurait pu les croire rompues ; mais le doigt à leur contact éprou-
vait la sensation d'une surface lisse et il pouvait les faire glisser
sur la tête. On les perfora à l'aide du perce-membranes, puis
l'index introduit dans la déchirure la prolongea à droite et à
gauche. On souleva ensuite un peu le fœtus et il s'écoula environ
200 grammes de liquide teinté en rose. L'hémorrhagie s'arrêta
complètement. Les contractions utérines devinrent plus régulières. Le travail marcha assez rapidement et, à 8 heures du soir,
un enfant du poids de 2.325 grammes fut expulsé. Presque immédiatement, avant que la ligature du cordon fut pratiquée, l'arrière-faix sortit. Depuis la rupture des membranes, Mme B...
n'avait plus perdu de sang.

L'arrière-faix est complet. Il pèse 380 grammes. La déchirure des membranes arrive assez près du bord placentaire, une de ses extrémités en est distante de 4 centimètres ; elle est oblique. Le cordon est gras, sa longueur est de 47 centimètres ; son insertion a lieu à 4 centimètres du bord supérieur du placenta. Celui-ci mesure 17 centimètres de diamètre sur 20 ; sa surface n'offre la trace d'aucun décollement. Par contre, on trouve au niveau du sinus circulaire et sur les membranes des caillots de dates différentes. Sur le bord du placenta, il existe en un point un gros caillot rouge, adhérent, long de 6 à 7 centimètres et épais de 2 centimètres. Ce caillot enlevé, on découvre entre le placenta et les membranes légèrement détachées à ce niveau, une rainure longue de 5 à 6 centimètres, profonde de 5 à 8 millimètres. Un peu plus loin, immédiatement après ce gros caillot, existent d'autres caillots plus anciens, grisâtres, qui siègent sur le bord et s'enfoncent de 1 centimètre à 1 centimètre et demi dans le placenta, entre deux cotylédons. D'autres caillots récents et anciens sont situés sur les membranes entre les deux sources d'hémorrhagie et l'ouverture par laquelle a passé le fœtus. L'épaisseur du placenta n'est pas égale partout. Sa moitié inférieure paraît plus épaisse, elle mesure 17 millimètres. Sa moitié supérieure est plus mince ; étalée, elle a de 5 à 8 millimètres et, à de certains endroits, 12 millimètres d'épaisseur.

Observation III. — *Primipare. — Hémorrhagie grave survenant pendant l'accouchement à une période avancée du travail, aussitôt après la rupture spontanée des membranes. — Application de forceps. — L'enfant ne peut être ranimé. — Déchirure du sinus circulaire.* (Rédigée par M. Macksud.)

La femme N. (accouchement n° 79, 1893) est une primipare qui a eu ses dernières règles le 23 avril 1892. La grossesse a été bonne, il n'y a eu aucun incident à noter. Elle vient le 16 janvier dans le service où on la garde au dortoir. Le 28 janvier 1893, elle ressent les premières douleurs. On la descend dans la salle d'accouchement vers 8 heures du soir. L'enfant se présente par le sommet, en position droite postérieure ; la tête n'est pas engagée ; le liquide amniotique est très abondant ; le col est complètement effacé ; l'orifice utérin commence à se dilater. Les douleurs, d'abord peu intenses, deviennent très fortes vers 9 heures et mettent la femme dans un état d'agitation extrême. La dilatation avance assez lentement ; elle est de 3 à 4 centimètres vers 10 heures. A 10 heures trois quarts, la poche des eaux arrive jusqu'à la vulve et se rompt. Le liquide amniotique, qui s'écoule en grande quantité, est verdâtre et la femme commence à perdre du sang assez abondamment. Les bruits du cœur de l'enfant ne sont que peu ralentis. La tête est fixée au détroit supérieur. Dans le but d'arrêter l'hémorrhagie, on fait une injection vaginale chaude, mais la femme continue à perdre beaucoup, presque à jet continu. On téléphone à M. Budin, qui ne se trouve pas chez lui. La femme est alors mise dans la position obstétricale et l'interne, M. Chavane fait sur l'enfant, resté toujours très élevé, une application oblique de forceps. L'orifice utérin n'était pas complètement dilaté, mais il se trouvait suffisamment dilatable. Néanmoins, l'extraction fut opérée assez lentement, pendant les contractions, pour achever la dilatation et ménager les parties maternelles. L'enfant est très pâle, en état de mort apparente. Avec le tube de Ribemont, on fait l'aspiration et on retire du sang des voies aériennes ; on place alors le nouveau-né la tête en bas en le tenant par les pieds et on voit une certaine quantité de sang pur s'écouler par le nez et par la bouche. Malgré tous les soins qui lui sont donnés, cet enfant ne peut être ranimé ; il pèse 2.700 grammes.

Quant à la mère, aussitôt après son accouchement, on lui fait une injection très chaude. L'hémorrhagie s'arrête et bientôt, le placenta étant descendu dans le vagin, de légères tractions sur le cordon l'amènent au dehors. L'arrière-faix est complet. La déchirure des membranes, parallèle au bord du placenta, se trouve à 10 centimètres de ce bord. Sur les membranes, ainsi que sur le bord du placenta, existe un gros caillot récent légèrement adhérent. Il a 8 centimètres de longueur sur 6 de largeur. Ce caillot enlevé, on voit au-dessous de lui le sinus circulaire qui, dans une étendue de 5 à 6 centimètres, est surdistendu par un caillot également récent. Ce dernier se continue avec le caillot extérieur à travers une large déchirure du sinus circulaire.

Partout ailleurs, le sinus circulaire était très apparent et très développé sur ce placenta. Il ne renfermait aucun gros caillot sanguin, mais seulement des caillots filiformes. Les diamètres du placenta étaient de 14 centimètres sur 17 ; en aucun point, il ne présentait la moindre trace de décollement antérieur à la délivrance ; le cordon s'insérait non pas à son centre, mais près de son bord supérieur. Les suites de couches furent normales.

OBSERVATION IV. — *Secondipare. — Hémorrhagie abondante à 7 mois et demi de grossesse. — Accouchement prématuré. — Rupture du sinus circulaire.*

Mme X... est enceinte pour la seconde fois. Elle a eu ses dernières règles du 12 au 15 juin 1892. Sa grossesse évoluait normalement lorsque, le 27 décembre 1892, elle éprouva quelques douleurs abdominales ; il existait des contractions utérines et un peu d'écoulement sanguinolent par les organes génitaux. Elle se mit au lit, on lui administra des lavements laudanisés ; l'écoulement cessa au bout de vingt-quatre heures et les douleurs disparurent peu à peu. Après trois semaines, Mme X. pouvait se lever. Tout paraissait aller bien lorsque, le samedi 11 février, à 4 heures du soir, Mme X. éprouva subitement une douleur abdominale très vive et se sentit inondée. Elle regarda, c'était du sang pur qui s'échappait et elle mouilla en très peu de temps trois serviettes-éponges. Tout le monde était affolé autour d'elle. Son mari, un médecin, la toucha et l'examina. Il constata que le col de l'utérus était long, qu'il n'existait aucun phénomène de travail. On m'envoya chercher et, en attendant mon arrivée, on demanda mon collègue et ami, le Dr Maygrier, qui demeurait dans le voisinage. A l'examen, il trouva que la perte était constituée par du sang mélangé d'un peu d'eau. Il conseilla le repos absolu, l'administration d'un lavement laudanisé et fit préparer tout ce qui était nécessaire pour pratiquer le tamponnement dans le cas où l'hémorrhagie se renouvellerait et serait abondante. Lorsque j'arrivai près de Mme X. je constatai, comme l'avait fait M. le Dr Maygrier, que le sang n'était pas pur, mais se trouvait mélangé de sérosité. L'utérus était tétanisé. Le palper et l'auscultation ne pouvaient donner aucun renseignement. Il existait des douleurs sourdes, continues ; le col avait presque toute sa longueur, il était épais. Pendant la nuit, les douleurs persistèrent malgré les lavements laudanisés, mais elles étaient peu intenses.

Le lendemain matin, le col était presque complètement effacé. L'exploration du segment inférieur ne permettait de constater aucun signe de placenta prævia : l'extrémité céphalique du fœtus était profondément engagée et le tissu utérin ne présentait pas d'épaississement. Comme il ne s'était plus rien écoulé, que les membranes de l'œuf étaient par conséquent intactes, je me demandai, en présence du mélange de sang et d'eau sortis la veille, s'il n'y avait pas eu formation d'une poche hydrorrhéique qui, en s'étendant jusqu'au bord du placenta, avait amené l'ouverture d'un sinus circulaire et l'hémorrhagie. Ce n'était qu'une hypothèse fondée d'une part sur l'écoulement d'un mélange d'eau et de sang, et d'autre part sur l'absence de signes indiquant nettement une insertion vicieuse du placenta près de l'orifice utérin ; la partie fœtale arrivant jusque près du plancher pelvien et le segment inférieur étant partout très mince, l'hémorrhagie aurait donc été le seul symptôme d'un placenta prævia.

Le travail s'accentua dans la journée du dimanche 11 février. Le soir, quand la dilatation fut complète, je rompis artificiellement les membranes. Il s'écoula un liquide amniotique très clair. Un enfant vivant, du sexe masculin et du poids de 2.020 grammes,

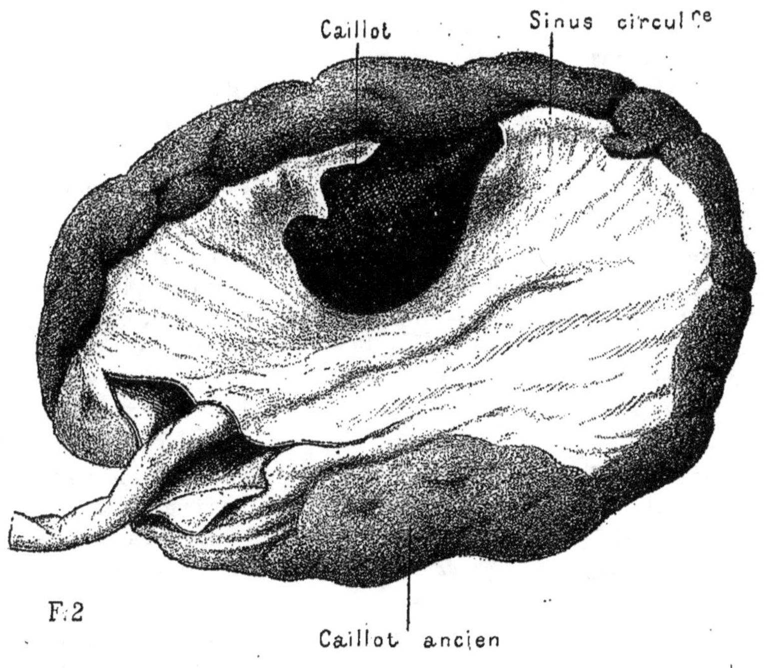

Fig. 2.

fut expulsé. Après la sortie de la tête d'abord, puis après celle du tronc de l'enfant, il s'échappa du liquide amniotique mélangé de sang. Au bout de quelques minutes, lorsque l'utérus se contractat des caillots noirâtres, datant évidemment de la veille, sortirent par la vulve. Lorsque le placenta fut descendu dans le vagin, je me contentai de faire un peu d'expression. L'examen de l'arrière-faix montra les membranes déchirées à une certaine distance du bord du placenta. L'extrémité de la rupture la plus rapprochée du placenta en était à 6 ou 7 centimètres environ. Beaucoup plus loin, à une grande distance de l'orifice par lequel avait passé le fœtus, se trouvait un gros caillot noir dont l'extrémité arrivait jusqu'au sinus circulaire et pénétrait par une ouverture dans l'intérieur de ce sinus (Voyez Fig. 2). Entre le placenta et l'orifice de sortie de l'enfant, les membranes étaient extérieurement barbouillées de sang : c'était évidemment entre elles et les parois utérines qu'avaient séjourné les caillots. En un point opposé du pourtour du placenta, il y avait un caillot ancien d'une teinte blanc sale et un peu rosée qui était long et accolé sur la périphérie de l'organe ; il recouvrait le sinus circulaire. Ce caillot s'était sans aucun doute formé à la fin de décembre, alors qu'il y avait déjà eu des menaces d'accouchement prématuré. En aucun point du placenta il n'existait la moindre trace de décollement récent ou ancien des cotylédons.

Les suites de couches furent normales. Grâce aux soins d'une excellente nourrice, l'enfant put être élevé et il est très bien portant ; le 5 avril 1893, il pesait 3.500 grammes.

Dans les quatre faits que nous venons de rapporter, le placenta pouvait être considéré comme ne se trouvant pas extrêmement éloigné de l'orifice interne du col ; dans d'autres, au contraire, il occupait manifestement le fond de l'utérus. Nous allons en rapporter trois exemples.

OBSERVATION V. — *Multipare. — Trois hémorrhagies successives surviennent entre le cinquième et le sixième mois de la grossesse. — Accouchement prématuré. — Le placenta siégeait sur le fond de l'utérus. — Déchirure du sinus circulaire.*

Mme X..., qui est déjà accouchée à terme de deux enfants bien portants, a eu ses dernières règles du 20 au 26 décembre 1891. Les mouvements fœtaux ont été perçus le 6 mars 1892. La première hémorrhagie s'est produite le 30 avril, à midi, pendant le repas. La seconde, le 4 mai, à 9 heures du soir. La troisième, de beaucoup plus abondante que les deux premières, a eu lieu le 6 mai, à une heure et demie du matin, pendant le sommeil.

En présence de ces accidents répétés et des contractions assez fortes qui existaient, nous nous demandions avec le mari s'il ne valait pas mieux ne pas s'opposer à l'expulsion de l'œuf, lorsque,

pratiquant le toucher, je constatai que le col était totalement
effacé et que l'orifice utérin mesurait déjà trois centimètres. L'accouchement prématuré était inévitable. Les membranes qui for-
maient la poche des eaux étaient très minces, elles n'offraient pas
de rugosités comme cela existe souvent sur celles qui sont voisi-
nes du bord placentaire. La partie fœtale était engagée et, en
aucun point, on ne trouvait d'épaississement du tissu utérin pou-
vant faire croire à une insertion vicieuse. Un enfant du poids de
950 grammes fut expulsé.

L'arrière-faix fut examiné avec soin ; les membranes de l'œuf
étaient rompues sur le pôle opposé au placenta ; sur la circonférence de ce dernier on voyait, en un point, un caillot récent assez
volumineux ; on le détacha et on constata qu'il pénétrait, à travers une ouverture, dans le sinus circulaire. En deux autres
points, sur la circonférence du placenta, on trouva des caillots
anciens grisâtres, qui s'étaient formés au moment où avaient eu
lieu les deux premières hémorrhagies. Il n'existait aucune trace
de décollement des cotylédons.

OBSERVATION VI. — *Multipare.* — *Hémorrhagie à 8 mois et demi
de grossesse.* — *Rupture artificielle des membranes.* — *Le
placenta était inséré au fond de l'utérus.* —*Déchirure du sinus
circulaire.* (Rédigée par M. MAKSUD.)

La nommée D. (accouchement n° 18, 1893) est une tertipare,
âgée de 32 ans. Rien à noter de particulier dans ses deux accou-
chements antérieurs qui eurent lieu à terme. La grossesse
actuelle date du mois d'avril 1892. Les dernières règles se
terminèrent dans les premiers jours de ce mois. Aucun incident
ne marqua cette gestation jusqu'au 8 janvier 1893. Ce jour-là, à 5
heures du matin, une hémorrhagie soudaine et abondante réveilla
la femme. Comme l'écoulement sanguin, qui un moment avait
paru arrêté, se renouvela, elle se rendit à l'hôpital à 10 heures.
Un examen rapide fit constater un utérus gravide de 8 mois et
demi à peu près. Le fœtus, dont les bruits du cœur étaient bons,
se présentait par le sommet en position droite postérieure. Au
toucher, on trouva dans le vagin des caillots qu'on retira. Le col
entr'ouvert était à peine effacé. Le doigt ne rencontrait aucun
signe d'insertion vicieuse du placenta, il n'y avait ni état rugueux
des membranes, ni épaississement du segment inférieur. Malgré
cela et pour remédier à l'hémorrhagie, on fit la rupture des mem-

branes à 10 heures 20. L'écoulement sanguin cessa complètement
à partir de ce moment. A 11 heures 15, cette femme commença à
ressentir les premières contractions douloureuses. Le travail
avança très rapidement. A midi 40, la dilatation était complète
et à une heure, l'expulsion du fœtus, une fille de 2.880 grammes,
était achevée. A une heure et demie, le placenta étant entièrement dans le vagin, on en fit l'extraction.

La déchirure des membranes était très loin du placenta, pres-
qu'à égale distance de tous ses bords. L'insertion de cet organe
avait donc eu lieu au fond de l'utérus. Les cotylédons n'offraient
aucune modification, aucune thrombose qui put faire penser à un
décollement. Il y avait à la périphérie du placenta, sur un trajet
de quelques centimètres, ainsi que sur les membranes, un caillot
noir adhérent. Ce caillot enlevé, on pouvait voir une rupture
du sinus circulaire très développé en cet endroit et du sang coagulé dans son intérieur. C'était donc cette rupture du sinus circulaire qui avait été la source de l'hémorrhagie.

Observation VII. — *Secondipare. — Secousse violente subie
pendant la grossesse. — Hémorrhagie. — Accouchement prématuré. — Rupture du sinus circulaire. — Insertion normale
du placenta.*

Mme A..., a déjà fait un avortement ; le fœtus avait succombé
depuis quelque temps. Devenue de nouveau enceinte, il était
impossible de préciser l'époque de sa fécondation, car si elle
avait eu ses dernières règles du 26 juillet au 5 août 1892, elle
avait perdu du sang et des caillots le 15 octobre, et avait encore
eu un suintement sanguinolent le 21 octobre.

Elle était bien portante et sa grossesse évoluait normalement
quand, le samedi 8 avril, elle revint de la campagne à Paris, à
6 heures du soir. Une erreur de transmission télégraphique fit
qu'elle ne trouva pas sa voiture à la gare. Le fiacre dans lequel
elle monta pour rentrer chez elle, la secoua très violemment en
passant sur les rails d'un tramway ; à un moment, elle fut jetée
d'un côté à l'autre du véhicule. Arrivée chez elle, bien que se
sentant un peu fatiguée, elle dîna, s'habilla, et alla successive-
ment dans deux soirées.

Le lendemain dimanche, 9 avril, elle ressentit quelques douleurs, conserva le repos et me fit appeler à la fin de l'après-
midi. Je me rendis aussitôt près d'elle et je constatai que, bien

qu'elle eût peu souffert, le travail était très avancé. Le col était effacé et la dilatatiou de l'orifice utérin mesurait 2 centimètres environ.

L'enfant se présentait par le siège. Une injection de morphine et des lavements laudanisés ne purent faire rétrocéder le travail, et le 10 avril, à 1 heure du matin, Mme A... expulsait un enfant qui pesait 1.050 grammes et succombait quelques heures plus tard. La délivrance naturelle fut faite une demi-heure après environ, le placenta était descendu tout entier sur le plancher périnéal. L'examen de l'arrière-faix présenta diverses particularités. Les membranes étaient rompues aussi loin que possible des bords du placenta, au pôle opposé à cet organe (voyez Fig. 3).

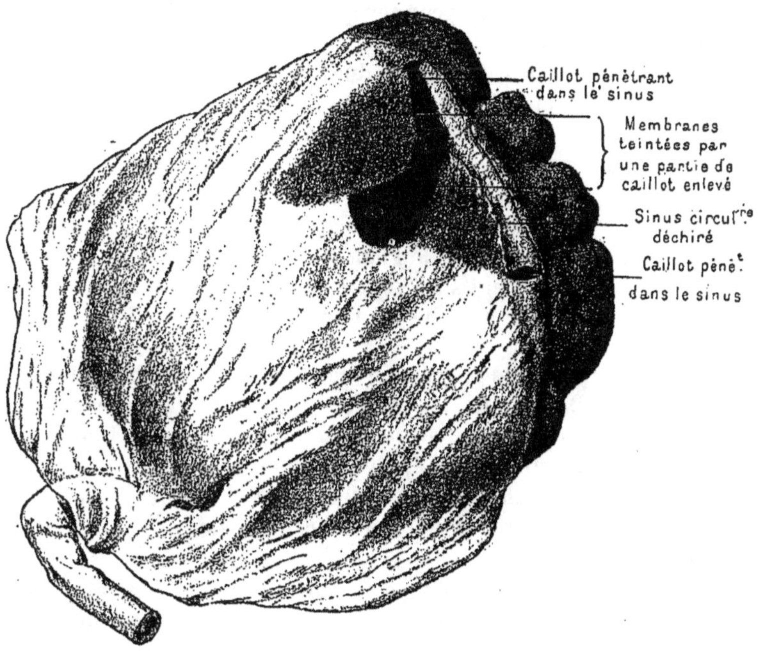

Fig. 3.

Sur un des côtés de la masse des cotylédons, on trouvait des caillots noirâtres, paraissant avoir plus de 24 heures d'existence, appliqués contre le bord du placenta sur une certaine étendue et recouvrant une petite partie des membranes. La plus grande partie de ces caillots ayant été enlevée, on trouvait le sinus circulaire déchiré, et aux deux extrémités de la rupture, les caillots se continuaient dans les parties du sinus restées intactes ; d'un côté même (à droite sur la figure) on voyait à travers la paroi vasculaire, le caillot qui s'effilait peu à peu. Il n'y avait aucune trace de décollement des cotylédons. Nous avons supposé que la lésion s'était produite sous l'influence de la secousse violente reçue dans la voiture.

Dans les faits où le placenta était inséré très loin de l'orifice utérin, si l'hémorrhagie avait pu faire penser à une insertion vicieuse, on n'avait trouvé au toucher ni épaississement du segment inférieur, ni rugosités sur les membranes, comme cela existe souvent dans le voisinage même du placenta.

Peut-être, dans certains cas, en se servant de ces signes, et aussi quand, à terme, il y a engagement de la partie fœtale, pourrait-on arriver à soupçonner que l'hémorrhagie n'est pas due à un placenta prævia.

Je tiens à bien préciser. En publiant ces observations de déchirures du sinus circulaire, je ne nie nullement les autres modes de production des hémorrhagies, et en particulier le décollement des cotylédons dont j'ai vu des exemples ; j'apporte seulement des faits cliniques qui viennent confirmer l'opinion exprimée par Jacquemier et J. Matthews Duncan. La rupture du sinus circulaire peut être la cause de l'hémorrhagie, lorsque le placenta est inséré vicieusement sur le segment inférieur, et même lorsqu'il occupe normalement le fond de l'utérus.

La disposition anatomique de ce sinus décrite par Meckel, Jacquemier, Delore, etc., la minceur et la fragilité de ses parois, permettent de comprendre qu'il puisse se rompre sous l'influence de congestions subites ou répétées, par exemple après des rapprochements sexuels, après des secousses en voiture ou en chemin de fer, après des chutes, des traumatismes, des émotions violentes, etc.

Si le placenta est inséré près de l'orifice interne, il doit y avoir là encore une cause prédisposante : l'écoulement sanguin se fait immédiatement au dehors et il y a *hémorrhagie externe*.

Si le placenta occupe, au contraire, la région moyenne ou le fond de la matrice, l'hémorrhagie peut être exclusivement *interne*.

Si le sang, décollant les membranes, arrive à franchir l'orifice utérin, il y a hémorrhagie externe et hémorrhagie interne combinées, c'est-à-dire *hémorrhagie mixte*.

Si, au contraire, l'*hémorrhagie interne* n'est pas abondante et si les membranes, ne se décollant pas facilement, offrent une certaine résistance, un caillot se forme qui peut s'étendre jusqu'au sinus dont il amène l'oblitération.

L'insertion vicieuse du placenta, l'insertion marginale, semble donc devoir prédisposer à la rupture du sinus circulaire.

La disposition anatomique du vaisseau ouvert explique la soudaineté et l'abondance de ces hémorrhagies dites silencieuses ; hémorrhagies assez semblables à celles que produit en se rompant une varice volumineuse des membres inférieurs.

Est-il permis de tirer de ces faits quelques données au point de vue du traitement ?

Parmi les moyens employés pour arrêter les hémorrhagies dans les cas de placenta prævia, il y a la rupture artificielle des membranes conseillée par Puzos et depuis par beaucoup d'autres accoucheurs. Ce moyen peut aussi favoriser la cessation des hémorrhagies dues à la déchirure du sinus circulaire. Si, en effet, les membranes sont intactes, à chaque contraction utérine elles se tendent sous la pression intérieure du liquide amniotique, et l'ouverture du sinus devient béante ; cette condition favorise l'écoulement sanguin. Si, au contraire, les membranes sont déchirées, elles ne sont plus tiraillées, les bords de l'ouverture du sinus peuvent rester en contact et l'écoulement sanguin s'arrêter.

Cependant, l'emploi de ce moyen n'est pas toujours couronné de succès ; dans l'observation III, par exemple, c'est seulement après la rupture de la poche des eaux que l'hémorrhagie s'est produite.

En examinant l'arrière-faix, nous avons vu que, dans un certain nombre de cas d'hémorrhagie interne ou d'hémorrhagie mixte, des caillots s'étaient formés qui, en s'étendant jusqu'au placenta, avaient amené une oblitération de l'ouverture du sinus. Ne pourrait-on pas obtenir ce résultat à l'aide du tamponnement ? Non pas en ayant recours au tamponnement intra-utérin fait avec un sac de caoutchouc, car il est probable au contraire qu'il produirait des décollements du placenta, déchirerait le sinus circulaire en d'autres points et aggraverait la situation, mais bien en pratiquant le tamponnement vaginal.

Ce tamponnement serait, bien entendu, aseptique, ou mieux, antiseptique : il s'opposerait à l'écoulement du sang, déterminerait la formation d'un caillot qui, en se prolongeant, amènerait l'oblitération de la déchirure du sinus circulaire. La malade pourrait réparer ses forces et même accoucher plus tard sans avoir de nouvelle hémorrhagie.

Ainsi seraient expliqués les succès souvent obtenus avec le tamponnement.

Discussion: M. Bonnaire. — A l'appui du très important exposé que vient de faire M. Budin, je puis présenter un fait clinique que j'ai tout récemment recueilli, à la Charité, durant le temps que M. Budin m'avait chargé de son service.

Il s'est agi manifestement, en ce cas, d'une hémorrhagie par rupture du sinus circulaire, le placenta étant inséré en lieu normal. L'accident s'est manifesté dans des conditions étiologiques particulières, suivant un mode d'hémorrhagie différent de ceux qu'on observe d'habitude pour les métrorrhagies gravidiques, et les conditions étaient telles qu'on ne pouvait songer à le traiter par le tamponnement vaginal.

La femme dont il s'agit, secondipare de 27 ans, de bonne santé habituelle, arrivée au terme de sa grossesse, a été amenée à la Charité, le 18 avril dans la soirée, perdant en abondance du sang, ou plutôt du liquide sanguinolent.

Deux heures avant son entrée, étant occupée au lavoir, cette femme a vu un homme recevoir une vaste plaie de la main. Elle a éprouvé une frayeur brusque, et à la suite de ce choc par émotion, elle est rentrée chez elle. Sans avoir ressenti de douleurs abdominales, elle s'est aperçue alors qu'elle était inondée de sang, et, à son arrivée, elle évaluait la quantité perdue par elle à environ un litre. Il n'y avait pas eu rejet de caillots.

Je constatai chez elle une présentation élevée du sommet en O. I. D. Le col, non effacé entièrement, était perméable au niveau de son orifice interne sur la largeur de deux doigts. A ce moment seulement, deux heures après le choc, la femme commençait à sentir quelques contractions utérines. Toutefois, on n'était pas en mesure d'affirmer un franc début de travail.

Les membranes étaient rompues. Du liquide sanglant coulait de façon continue par le vagin, et, en soulevant la tête fœtale, le doigt augmentait l'écoulement. Cette dernière particularité et surtout la fluidité du liquide indiquaient qu'il s'agissait d'un mélange amniotique et de sang.

Sans être extrêmement anémiée, la femme était pâle, faible et le pouls était très rapide. Les battements du cœur de l'enfant étaient réguliers, mais rapides et sourds.

En présence de la continuité de l'écoulement et de son passage à travers la cavité de l'œuf, voyant la femme s'affaiblir, je décidai d'évacuer l'utérus par dilatation artificielle rapide du col.

La malade étant chloroformisée, un ballon de Champetier de Ribes, gonflé au maximum, fut introduit au-dessus de l'orifice interne. Tandis que d'une main, j'exerçai des tractions soutenues et régulières sur la queue de l'appareil, j'entrepris d'accélérer, de l'autre, la dilatation du col, en massant excentriquement le pourtour de l'orifice sur la surface conique du ballon. En dix-huit minutes, le ballon passait à travers le col sans déterminer de lésions : c'était la dilatation complète.

Sur-le-champ je portai ma main droite au fond de l'utérus, m'assurant chemin faisant que le placenta était inséré en bon lieu, à l'endroit des zones moyennes et supérieures de l'utérus, et, une fois les deux pieds saisis, je pus extraire l'enfant, sans autres difficultés qu'un abaissement assez laborieux du bras postérieur relevé et bridé par la lèvre postérieure du col. L'enfant, pesant près de 4,000 gr., était en état d'apnée avec cyanose. Quelques excitations cutanées et le nettoyage de l'arrière-bouche et du larynx suffirent à éveiller et à amener sa respiration.

Dix minutes après l'accouchement se fit la délivrance naturelle. Les membranes étaient complètes, mais déchiquetées et fendues jusqu'au bord du placenta. Au niveau de l'angle d'arrêt de cette solution de continuité, existait, sur une largeur de deux travers de doigt, une diffusion sanguine de la caduque, répondant au voisinage de la déchirure du sinus circulaire. Le placenta était net, sans traces d'hémorrhagies intus, ni extra.

Il n'est pas douteux que, dans ce fait, l'hémorrhagie n'ait tiré son origine de l'émotion vive ressentie par la femme.

Ce n'est pas, à mon sens, l'accélération brusque de la circulation qu'il convient d'incriminer comme cause immédiate, mais plutôt un spasme de la paroi abdominale produit par l'effroi, ou bien un choc du ventre éprouvé dans un redressement brusque du tronc.

On peut se demander si la cavité de l'œuf a été ouverte secondairement à la rupture du sinus circulaire, par pression du sang accumulé entre l'œuf et la paroi musculaire, ou si les enveloppes ont éclaté d'emblée, le sinus circulaire étant compris dans le trait de la déchirure.

L'absence de caillots, l'étendue de la déchirure des membranes, du bord du placenta au pôle inférieur de l'œuf, déchirure spontanément produite, puisque la malade n'avait pas été touchée avant de venir à l'hôpital, et que la main n'avait exercé aucune traction sur les membranes, ni dans le cours de la version, ni dans la délivrance, me portent à penser que l'hémorrhagie intra-amniotique s'est produite selon la seconde hypothèse.

Tenter le tamponnement vaginal, dans ces conditions, n'eût certainement servi qu'à transformer l'hémorrhagie externe en hémorrhagie interne : étant donné le défaut de travail, c'eût été exposer à la mort l'enfant, certainement ; et la mère très probablement.

M. BUDIN. — M. Bonnaire ne doit pas dire : « le traitement proposé par M. Budin » ; j'ai étudié les hémorrhagies produites par rupture du sinus circulaire, mais je demande à rester sur la réserve quant à la proposition d'un traitement. Tous les cas, en effet, ne sont pas identiques : il y a rupture du sinus avec placenta prævia ou avec placenta inséré sur le fond de l'utérus. La conduite à suivre ne sera sans doute pas la même dans tous les faits. Si M. Bonnaire s'était trouvé en présence d'un placenta prævia, en introduisant, comme il l'a fait, un ballon dilatateur, il aurait peut-être causé un *nouveau décollement et augmenté l'hémorrhagie*. Avec l'antisepsie, on est mieux armé qu'autrefois ; on peut, par exemple, pratiquer la dilatation rapide avec la main, faire la version et terminer l'accouchement ; j'ai déjà eu recours à ce procédé dont il faudrait préciser les indications.

J'ai de plus cherché à expliquer par quel mécanisme s'arrêtait l'hémorrhagie lorsqu'on avait recours soit à la déchirure des membranes, soit au tamponnement, sans prétendre pour cela que ces procédés dussent être seuls employés.

Le point le plus important de ma communication et sur lequel j'ai désiré insister, c'est l'hémorrhagie due à la rupture du sinus circulaire.

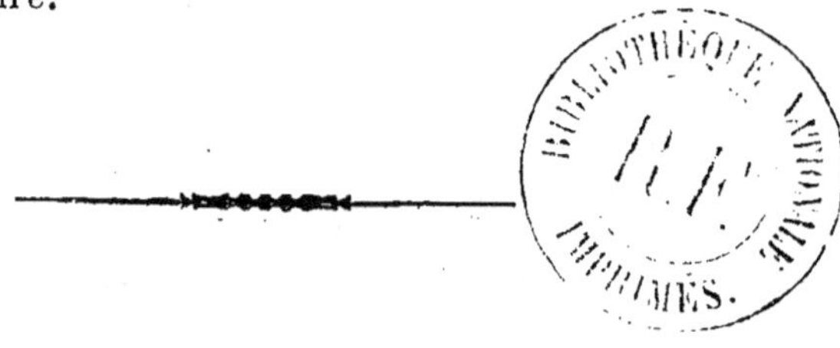

CLERMONT (OISE). — IMPRIMERIE DAIX FRÈRES, 3, PLACE SAINT-ANDRÉ.

OUVRAGES ET PUBLICATIONS ÉDITÉS PAR LA SOCIÉTÉ

DU *Journal de Médecine de Paris*

OUVRAGES

Leçons de Gynécologie opératoire professées par M. VULLIET, professeur à la Faculté de médecine de Genève, in-8° avec 150 fig. dans le texte. Paris, 2° édition, 1890.   Prix. 10 fr. Net : 8 fr.

Cet ouvrage contient le manuel opératoire de toutes les opérations gynécologiques introduites pendant ces dernières années dans la thérapeutique chirurgicale.

Principales leçons contenues dans ce volume :

Méthodes d'exploration. — Antisepsie. — Les postures dans les examens et les opérations. — Le cathétérisme utérin. — De la dilatation utérine. — De l'abaissement ou prolapsus artificiel de l'utérus. — Le curage de la cavité utérine. — De la lacération du col (opération d'Emmet).— Fistules génito-urinaires. — Des fibromes utérins et des opérations qui leur sont applicables. — Traitement palliatif des fibromyomes. — Le massage en gynécologie. — Le cancer utérin et son traitement chirurgical. — Orthopédie opératoire. — Les pessaires. — Opération de Sims et de Schrœder — Opération d'Alquié-Alexander. — Laparo-hystérorrhaphie. — Périnéorrhaphie. — Colporrhaphie. — Elytrorrhaphie. — Considérations générales sur le traitement de la stérilité.— Le coït dans ses rapports anatomiques. — Posture pendant le coït.— Traitement chirurgical de la stérilité. — Fécondation artificielle.

La stérilité et son traitement médico-chirurgical, par le Dr LUTAUD, médecin de St-Lazare, un vol. in-12 de 250 pages, avec 50 fig. Prix : 3,50. Net : 2,65

Etudes critiques sur la rage et son traitement par M. Pasteur, par le Dr LUTAUD, contenant les résultats de la méthode Pasteur pendant 5 ans, de 1886 à 1890. Un vol. in-12° de 440 pages.   Prix : 3 fr. 50.

Traité clinique des maladies des femmes, par GAILLARD THOMAS, nouvelle édition précédée d'une préface analytique, par le professeur PAJOT, avec 301 fig. intercalées dans le texte, 1 vol. grand in-8° de 760 pages.   Prix : 16 fr.

Le massage en gynécologie. Technique par le professeur VULLIET (de Genève), suivie d'observations cliniques recueillies par le Dr MIRRHAN BOYADJIAN, broch. in-8° de 47 pages, sur beau papier, avec 8 fig. intercalées dans le texte. 1890.   Prix : 2 fr.

Etude médico-légale sur les assurances sur la vie et le Secret médical. Un vol. in-12, par le Dr LUTAUD. Paris 1887.   Prix : 2 fr.

Etude sur les hôpitaux d'isolement appliqués au traitement et à la prophylaxie de la variole et autres maladies contagieuses, un vol. gr. in-8°, cartonné à l'anglaise, avec planches, par le Dr DOUGLAS-HOGG. Paris 1890.   Prix : 3 fr. Net : 2 fr. 50

Le Parnasse hippocratique, Recueil de 300 pièces de vers dont plusieurs sont inédites, sur des sujets graves ou légers se rattachant de près ou de loin à la médecine. Tous les genres y figurent, hors le genre ennuyeux et le Dr MINIME, qui est l'auteur de cette collection, a pris pour devise: *Le rire est salubre,* un vol. in-12 avec eau forte d'Escudier.   Prix : 3 fr. 50.

Le Listérisme, son passé, son présent, son avenir. Etude clinique sur les méthodes de chirurgie antiseptique, par le Dr GRANVILLE BANTOCK, in-8° de 40 pages.   Prix : 0,75.

Ces ouvrages sont envoyés franco contre mandat ou timbres-poste adressés à M. JOURDAIN, 35, boulevard Haussmann, Paris. Réduction de 25 % pour les abonnés des publications périodiques dont les noms suivent :

PUBLICATIONS PÉRIODIQUES

Nouvelles Annales d'hypnologie et de psychiatrie, Directeur : Dr LUYS. Ce journal paraît tous les mois par cahiers de 32 pages in-8° raisin. Prix de l'abonnement : France, 10 francs. Etranger, 12 fr.

Journal de médecine de Paris, paraissant tous les dimanches et formant chaque année un vol. in-4° d'environ 1,000 pages. Rédacteur en chef : M. le Dr A. LUTAUD. Prix de l'Abonnement pour l'Union postale.   20 fr

Revue obstétricale et gynécologique publiée sous la direction de MM. les professeurs VULLIET et LUTAUD, à l'usage des médecins praticiens, un n° par mois avec gravures. Prix de l'abonnement pour l'Union postale.   5 fr.

Répertoire de thérapeutique médico-chirurgicale, à l'usage des médecins-praticiens, publié sous la direction du Dr Ch. BOVET, de Pougues, un n° par mois. Prix de l'abonnement annuel.   5 fr.

Le Formulaire, Revue des médicaments nouveaux, publiée par cahiers mensuels, contenant toutes les nouvelles formules. Recueil exclusivement pratique, publié par le Dr Louis ROGERS. Prix de l'abonnement annuel.   3 fr.

Bulletin et mémoires de la Société obstétricale et gynécologique de Paris, 10 n°s par an avec planches. Prix de l'abonnement.   8 fr.

www.ingramcontent.com/pod-product-compliance
Lightning Source LLC
LaVergne TN
LVHW011012180726
843502LV00007B/2488

9782329152530